LE
CENTRE DE BROCA

ET LES

PARAPHASIES

PAR

Le Dr G. SAINT-PAUL

MÉDECIN-MAJOR DE 2ᵉ CLASSE AU 66ᵉ RÉGIMENT D'INFANTERIE, A TOURS,
MEMBRE DE LA SOCIÉTÉ D'ANTHROPOLOGIE DE PARIS

(Extrait de la Tribune médicale)

PARIS

IMPRIMERIE G. MAURIN

71, RUE DE RENNES, 71

1902

LE
CENTRE DE BROCA

ET LES

PARAPHASIES

PAR

Le Dʳ G. SAINT-PAUL

MÉDECIN-MAJOR DE 2ᵉ CLASSE AU 66ᵉ RÉGIMENT D'INFANTERIE, A TOURS,
MEMBRE DE LA SOCIÉTÉ D'ANTHROPOLOGIE DE PARIS

(Extrait de la Tribune médicale)

PARIS

IMPRIMERIE G. MAURIN

71, RUE DE RENNES, 71

1902

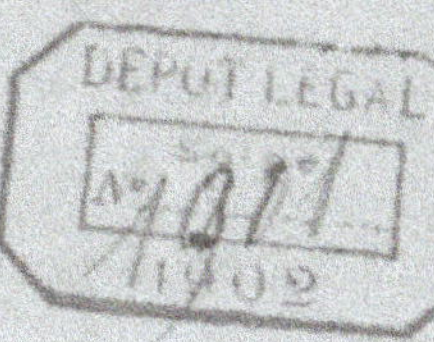

LE

CENTRE DE BROCA

ET LES

PARAPHASIES

La situation du centre de mémoire motrice verbale, ou centre de Broca, dans la région du cerveau considérée comme motrice (zone rolandique avec le lobule paracentral et l'opercule rolandique), conduit souvent, dans le langage courant, à qualifier ce centre de centre moteur. La clinique, la physiologie et le raisonnement indiquent cependant de façon formelle que le centre de mémoire motrice verbale est semblable aux centres de mémoire verbale visuelle ou auditive, et que sa seule particularité est de siéger dans un appareil moteur. C'est un centre d'emmagasinement de signes verbaux, mais tandis que, pour les centres auditifs et visuels, les signes verbaux ont été fournis par des sensations émanant de l'extérieur, que ce sont, par conséquent, des centres de mémoire *exosensitive*, au contraire, les signes verbaux du centre de Broca sont des souvenirs de sensations de mouvements ou d'actes exécutés par l'action du système nerveux; de sorte que ce centre paraît bien plus un centre de mémoire sensitive comme les deux autres, mais contrairement à eux, de mémoire *endosensitive*, qu'un centre moteur. Quand l'enfant apprend à prononcer des mots, chaque effort qu'il fait laisse le long de l'appareil cérébro-phonateur une trace, tout à fait de même que, quand il apprend à lire, chaque image

visuelle laisse une impression dans une partie de
l'appareil visuel ; dans l'un et dans l'autre cas, un
très grand nombre d'impressions identiques for-
ment une trace durable, et la collection de ces
traces ou souvenirs paraît localisée en des points
qui constituent, dans le premier cas, le centre de
mémoire motrice verbale, dans le deuxième celui
de mémoire visuelle verbale ; et ceci est encore applicable aux images auditives des mots et au centre
de mémoire auditive verbale. Lorsque les centres
de mémoire verbale sont suffisamment développés,
que le nombre des souvenirs est considérable,
chaque sensation venant de l'extérieur (appareil visuel ou auditif) ou de l'intérieur (appareil phonateur) retrouve le souvenir ou trace des sensations
analogues acquises précédemment et acquiert ainsi
une individualité qui en permet la signification.

Tout porte donc à croire que, de même que sur
le trajet idéo-oculaire ou idéo-auriculaire, un
groupe de fibres et de cellules s'individualise, se
spécialise, prend la fonction particulière qui consiste à conserver les images reçues (et par suite de
ses relations, d'une part avec l'œil ou l'oreille,
d'autre part avec les centres psychiques), rend possible l'individualisation des images venues de l'extérieur d'une part, et de l'autre des idées ou trames
synthétiques ou schématiques à la constitution des-
quelles elles servent ; — de même, par aptitude
innée, comme dans le cas précédent, certaines
fibres et cellules, situées et groupées le long du
trajet idéo-phonateur, sont plus particulièrement
affectées à la conservation des images motrices
d'articulation ; ces images motrices, perçues par
la conscience, permettent aux centres idéo-mo-
teurs de choisir le mouvement d'expression adé-
quat à la pensée à exprimer ; chez certains sujets
(moteurs, verbo-moteurs), elles jouent un rôle
important ou prépondérant dans l'idéation.

La preuve de l'existence de semblables localisations est faite par l'apparition de l'aphasie : aphémie, cécité verbale, surdité verbale, c'est-à-dire par la perte des images verbales motrices, visuelles, auditives, à la suite des lésions respectives du pied de F³; de P² dans la région du pli courbe et d'un point déterminé de T¹; mais il n'y a pas plus lieu de croire que le centre de Broca est moteur (en comprenant, bien entendu, par centre de Broca, le centre de la mémoire motrice à l'exclusion des centres moteurs voisins, tel le centre cortical du facial), qu'il ne serait logique d'assigner au centre verbal, visuel ou auditif, un rôle dans l'impressionnement de l'œil ou de l'oreille par les vibrations lumineuses ou auditives venues de l'extérieur.

Le critérium de la fonction motrice d'un centre est l'existence d'une paralysie consécutive à la destruction de la région considérée comme centre. Or, la destruction du centre de Broca n'entraîne pas de paralysie (1). L'*aphasie n'est pas une paralysie*. Si l'aphasique ne parle pas, c'est parce qu'il ne se souvient plus des mouvements qu'il faut faire pour parler. Les centres de Broca et d'Exner-Charcot paraissent être, cliniquement parlant, les deux seuls centres connus de la région rolandique dont la lésion n'entraîne pas de paralysie.

Le fait, assez singulier au premier abord, de trouver des centres sensitifs dans la région prérolandique, considérée comme étant celle des centres moteurs, doit être soigneusement retenu ; remarquons cependant qu'il paraît inévitable que ce soit dans l'appareil moteur que se développent les centres de mémoire motrice qui lui correspondent, et dont la destruction doit entraîner évi-

---

(1) Je ne crois pas utile de parler ici des phénomènes convulsifs dont les causes paraissent être plus complexes que celles de la paralysie.

demment la production de symptômes très différents de ceux qui reconnaissent pour cause la perte des centres moteurs véritables.

C'est, en effet, une paralysie qu'entraîne la suppression ou la lésion des véritables centres moteurs du langage ; lorsque, soit dans le cerveau, soit dans le bulbe, les centres dont le fonctionnement permet l'émission des paroles sont atteints, des symptômes de la paralysie glosso-labio-laryngée en sont la conséquence. La lésion correspondant à l'aphasie serait ou plutôt est, pour les autres centres moteurs, la perte de la mémoire motrice ou perte du souvenir des mouvements indispensables à faire pour effectuer un mouvement (1) : *akinemnésie*, ou, si l'on veut, *akinésie*.

On peut résumer ainsi le parallélisme des symptômes :

1° Perte de l'usage des centres moteurs des organes : paralysie, — perte de l'usage des centres

(1) « Après une lésion profonde, bilatérale du cerveau antérieur, écrit Goltz lui-même, les chiens ont perdu la faculté de faire jouer certains groupes de fibres musculaires d'une manière appropriée dans certains actes. » Ces troubles du mouvement volontaire, consécutifs aux destructions de la zone motrice, Hitzig, dans deux travaux de 1873 et 1876, les avait considérés comme « l'expression de troubles de l'activité représentative », c'est-à-dire comme l'effet de la destruction des images motrices de telles ou telles catégories de mouvements volontaires. Si donc l'animal opère n'exécute plus certains mouvements, ou ne le fait que d'une façon défectueuse, ce n'est pas parce que ses muscles sont paralysés ; c'est parce qu'il ne peut plus se représenter ces mouvements isolés et intentionnels qui étaient la fonction même de la « conscience musculaire » de l'écorce cérébrale. » (*Dictionnaire de Physiologie*, tome II, fascicule III ; *Le cerveau*, par Jules Soury, p. 865.) — Plus loin, p. 867 : « En somme, si Hitzig avait découvert les troubles moteurs consécutifs aux lésions de la zone dite motrice, Schiff avait révélé ceux de la sensibilité tactile. Ni l'un ni l'autre n'étaient tombés dans l'explication banale d'une paralysie véritable. Les troubles de la motilité volontaire, tous deux les ont attribués à une altération soit de la conscience musculaire, soit des représentations centrales de la sensibilité tactile ; tous deux ont rapporté les altérations du mouvement à des troubles de la sensibilité générale. »

moteurs des organes phonateurs : symptômes de paralysie glosso-labio-laryngée ;

2° Perte de l'usage des centres de mémoire motrice des mouvements : akinemnésie (symptôme qui paraît exister dans certaines abasies — dont, en d'autres cas, ferait partie l'*amimie* (1) ;) — perte de l'usage des centres de mémoire motrice verbale : aphasie, agraphie.

L'aphasie est grave et les cas en sont fréquents, parce qu'elle est la conséquence de la destruction d'une fonction importante, complexe et délicate par suite de ses relations avec l'idéation ; que, d'autre part, les images motrices verbales doivent être plus nombreuses, moins simples, que les images motrices des mouvements ; il y a aussi une question de situation topographique ; enfin les pensées ont souvent, surtout chez les moteurs, une trame motrice, tandis qu'*on ne pense un mouvement* (2) que très exceptionnellement, ou au prix d'un effort appréciable.

De la complexité des appareils moteurs résulte, en cas de lésion, la complexité des symptômes. Tout mouvement, non réflexe, nécessite, pour être effectué, le fonctionnement de trois sortes de centres : un centre psycho ou idéo-moteur, ou, si l'on veut, psycho ou idéo-excitateur, au moyen duquel l'idée de l'acte à accomplir détermine l'éveil du ou des centres organo-moteurs, dont la fonction consiste à déterminer les mouvements des nerfs et des muscles ; mais, si le centre idéo-excitateur éveille dans le centre nerveux ou dans les centres nerveux organo-moteurs la force motrice nécessaire pour effectuer les mouvements,

(1) Voir Ferrand : *Le langage, la parole et les aphasies.* Paris, Rueff, 1894.

(2) Par « penser un mouvement », je n'entends pas, bien entendu, avoir la représentation visuelle de l'organe ou du membre effectuant le mouvement.

ces mouvements ne sont adéquats aux idées qui leur correspondent, qu'autant que le centre de mémoire motrice, ou centre de collection des souvenirs moteurs, a été mis en éveil, de façon telle, que le centre organo-moteur a trouvé en lui le souvenir (du genre, de la nature et de la forme, de l'intensité) du mouvement à effectuer, prépondérant au moment d'agir ; et ce souvenir n'a pu devenir ainsi prépondérant en temps voulu, qu'autant que le centre idéo-excitateur en a amené l'éveil, au moment même où il déterminait l'excitation du centre organo-moteur.

Ceci semble très particulièrement s'appliquer à l'étude du langage et à celle des troubles du langage, parce qu'il s'agit d'un ensemble de mouvements très compliqués et que le centre de mémoire motrice de ces mouvements *paraît bien plus individualisé* que ceux des autres appareils moteurs ; et cette individualisation est encore une cause de la fréquence des accidents (lésions et dissociations). Aussi est-il toujours utile de se souvenir que l'appareil cérébro-phonateur comporte :

a) *Un centre cérébral idéo-moteur ou excitateur*, dont la lésion doit entraîner l'impossibilité pour le cerveau d'exciter les centres organo-moteurs, et déterminer, par conséquent, des symptômes de certaines de ces paralysies glosso-labio-laryngées pseudo-bulbaires ou cérébrales, généralement non accompagnées d'atrophie musculaire.

b) *Des centres bulbaires* (et peut-être cérébraux), *organo-moteurs* ; la lésion des centres bulbaires entraîne des symptômes de paralysie glosso-labio-laryngée.

c) *Le centre de Broca* ou centre de mémoire motrice (pied de la troisième frontale), dont on considère la perte comme cause de l'aphasie motrice.

Il existe aussi des cas où la lésion ne paraît pas avoir atteint les centres, mais où il semble qu'elle siège surtout sur des voies de communications inter-centrales. Les symptômes observés sont alors ceux des *paraphasies* et des *leitungsaphasies* (1), dont il est utile de connaître les dernières observations publiées, et particulièrement ce qu'en pense Pitres et ce qu'il en dit dans des travaux fort remarquables.

Mais, à bien considérer les observations, si minutieusement détaillées, de Pitres, il me semble qu'en ayant présent à l'esprit la nature du mécanisme de l'appareil idéo-phonateur, on peut interpréter les cas assez différemment pour assigner des causes différentes aux paraphasies, et pour distinguer tout au moins deux grandes classes de ces affections. Je ne m'occupe aujourd'hui que des paraphasies motrices ou paraphémies.

Chez certains malades, en effet, la dissociation observée dans le mécanisme idéo-phonateur, et qui constitue la maladie, paraît reconnaître pour cause une interruption ou une viciation de la conductibilité des voies qui relient le centre idéo-excitateur au centre de Broca.

Chez d'autres malades, il semble que les altérations se manifestent sur les voies qui unissent le centre organo-moteur au centre de Broca.

De là deux variétés de paraphémies, dont nous allons essayer de démontrer ce par quoi elles diffèrent, en nous servant d'observations prises ou relatées par Pitres.

---

(1) Voir in *Annales médico-psychologiques* : L'examen des malades atteints de paraphasies en mars 1902. V. au sujet de l'endophasie et de la mémoire les travaux de Ribot, Ballet, Stricker, Egger, Binet, Flournoy, Lépine, Nodet, Ajam, Van Biervliet, etc.

PREMIER CAS. — *Paraphémies centrales ou idéo-mnémoniques. Les altérations siègent entre le centre idéo-excitateur et le centre de Broca.*

Pour rendre plus claire la question, j'utilise le schéma S (1), CI-E est le centre idéo-excitateur ; COM

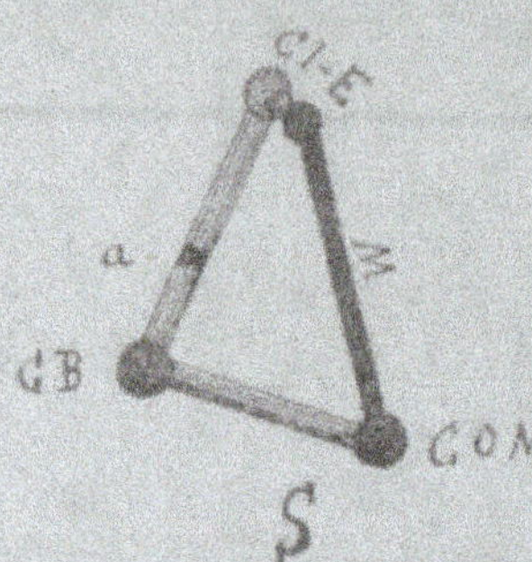

le centre (ou les centres) organo-moteur, et la voie M est uniquement destinée à transmettre aux centres organo-moteurs l'excitation qui, en déterminant leur mise en action, amène le fonctionnement des nerfs et des muscles. CB c'est le centre de Broca, centre de mémoire sensitive, qu'il est logique de supposer en connexion étroite avec CI-E d'une part, avec COM de l'autre, connexions telles que la mise en action de l'un ou de l'autre de ces centres détermine l'éveil de souvenirs (ou trames endo-sensitives), particulières à chaque mouvement effectué ou à effectuer.

Si des altérations siègent en a, si, pour prendre le cas extrême la voie CI-E — CB est impraticable, le malade pourra continuer à penser normalement ; seulement son idéation sera privée des images motrices des mots ; si sa formule endophasique n'est pas celle du verbomoteur, cette perte des images motrices passera tout à fait inaperçue de lui ; s'il est verbo-moteur, au contraire, il pourra, s'il est bon observateur de lui-même, se rendre

[1] Ce schéma, de même que les schémas S' et S", est applicable à l'étude de la paracécité et de la parasurdité verbale, à la condition de remplacer COM par O (organe du sens) ; — M par S (voie sensitive) ; — CI-E par CI-R (centre idéo-récepteur) ; — CB par CMV (centre de mémoire verbale).

compte de la perte de son langage intérieur ou de la modification de ce langage intérieur : de verbo-moteur, il sera devenu plus ou moins rapidement verbo-visuel ou verbo-auditif ; en *résumé*, sauf en certains cas (cas du verbo-moteur), rien ne lui paraîtra changé, rien d'important ne sera réellement changé dans sa façon de penser.

D'autre part, le malade pourra aisément parler puisque les organes moteurs sont intacts chez lui, qu'il n'existe de lésions ni de CI-E, ni de COM, ni du trajet M.

Seulement la mise en action du centre organo-moteur ne coïncidera plus avec l'éveil de l'image motrice adéquate à la pensée à exprimer, puisque l'excitation du centre CI-E n'a pas pu, à cause de l'altération siégeant en a, provoquer en CB l'apparition de cette image.

Comme, d'autre part, étant donné le synergisme de fonctionnement constant, qui existait avant l'apparition de la lésion entre COM et CB, il paraît certain que toute excitation motrice en COM se fera selon l'une des formes, dont le souvenir est conservé dans le centre de mémoire endo-sensitive CB, il y aura bien production de sons et de mots, mais de mots inadéquats aux pensées à exprimer.

Enfin, notons que le malade, lorsqu'il parle, ne sera nullement renseigné sur l'impropriété du vocabulaire qu'il émet, puisque, du fait de l'interruption en a, les images motrices ne sont plus perçues par les centres idéaux et idéo-excitateurs. Il n'aura conscience de son état que par l'incompréhension qu'il remarquera chez ses interlocuteurs, peut-être aussi par auto-audition, c'est-à-dire par les sensations auditives de ses propres paroles : ses oreilles lui enseignant ce qu'a prononcé sa bouche (1).

(1) Il ne semble pas que l'auto-audition entre souvent en

Je sais bien que Pitres dit : « Quand on étudie de près les paraphémiques, on ne tarde pas à se convaincre que leur inconscience est beaucoup plus apparente que réelle ». C'est une opinion moyenne, qui ne peut subsister qu'autant qu'on considère les paraphémies comme relevant d'une même cause. Les faits me semblent démentir tout à fait cette doctrine. Les mémoires traitant de l'*aphasie* contiennent beaucoup de faits qui établissent que certains malades, au moment de l'émission du mot, sont inconscients de la valeur de ce mot. Duchesne, de Boulogne, a cité le cas d'une dame, fort bien élevée, dont le langage se résumait au plus grossier des jurons (1). Pitres cite un fait semblable (2). Citons encore, toujours d'après Pitres, l'observation de Kussmaul, racontant une entrevue avec un *paraphasique* :

« Il vint poliment à moi et me tint aussitôt, avec facilité, un long discours, auquel je ne compris rien. C'étaient des mots allemands ajoutés l'un à l'autre sans aucun sens. A en juger par sa physionomie et ses gestes, il cherchait à m'exposer son état. Il avait l'air d'un orateur animé à la tribune. Un étranger ignorant notre langue, aurait cru voir un homme intelligent tenir un discours très sensé. Il ne paraissait, d'ailleurs, pas se douter que son langage était incompréhensible. »

ligne de compte pour renseigner le malade. Ce point serait intéressant à examiner, et il serait intéressant de discuter les théories plus ou moins justifiées établies à ce sujet (ex. : celle de l'auto-surdité verbale de Bernard).

(1) Ballet : *Le langage intérieur*, p. 119, Alcan, 1888.

(2) Une cliente de Trousseau, dame bien élevée, belle-mère d'un médecin distingué, avait un langage bizarre. Lorsqu'un visiteur entrait chez elle, elle se soulevait pour le recevoir et lui disait, sur un ton fort aimable, en lui montrant un fauteuil : « Animal, fichue bête..., etc. — Madame vous invite à vous asseoir, expliquait aussitôt le gendre. » (Trousseau : *Clinique médicale de l'Hôtel-Dieu*, t. II. Cité par Pitres : Étude sur les paraphasies, *Revue de Médecine*, n° 5, 10 mai 1899, p. 311.) Si cette dame avait eu conscience de ce que signifiaient ses paroles, il est évident qu'elle aurait cessé de parler.

Et cette autre observation de V. Bourdin :

« Un jour il (le malade) dit à son valet de chambre : *jardin*. — Monsieur veut aller au jardin ? lui demanda le domestique. — *Non*. — Monsieur veut que j'appelle le jardinier ? — Le malade d'une voix plus élevée : *Non*. — Monsieur veut-il que j'ouvre la porte du jardin ? — Le malade regardant le domestique d'un air de pitié : *Mais non* ; et il articule nettement, en séparant ses deux syllabes, le mot *jar...din*. Le valet répète jardin, et le maître furieux lui redit encore : jardin. On renonce à comprendre, on porte un crayon. Le malade écrit : *jardin*, et quand il voit ce mot écrit, il se lamente, comprend qu'il s'est trompé, fait des excuses. En fait, au lieu de *jardin*, il voulait dire *lit*. Sa pensée était de dire : « Allez me préparer mon lit ; je veux me coucher. »

En ce qui concerne les paraphémies avérées, il semble établi que certains malades n'ont pas conscience de ce qu'ils disent. Ceci s'explique aisément, si l'on admet que le dessin S représente schématiquement l'état de l'appareil idéophonateur dans celles des paraphémies, dont la cause est une altération des voies de communication entre CI-E et CB.

Les symptômes fondamentaux de cette paraphémie centrale ou idéo-mnémonique seront donc : Emploi, le plus souvent aisé, d'un langage inadéquat généralement (1) ; ignorance où se trouve le sujet, au moment où il parle, de l'incorrection de son langage, incorrection dont il ne s'aperçoit pas, ou dont il s'aperçoit seulement après avoir parlé, soit par les renseignements fournis par l'observation de l'entourage ou donnés par cet entourage, soit encore par auto-audition.

Quelques-uns des malades observés par Pitres, donnent bien l'impression que les lésions et les symptômes sont tels que nous venons de le dire.

(1) J'emploie le mot « généralement » dans le sens de : dans sa généralité.

Notons que chez ces malades, il n'y a habituellement pas de signes d'énervement ou d'impatience de ne pouvoir parler correctement. Exemples :

OBS. I, page 347 (1). « Bon... comprend parfaitement les questions qu'on lui pose, il y répond avec une grande volubilité. Les intonations sont justes, l'expression du visage correcte, l'articulation irreprochable, mais les mots que prononce le malade n'ont aucune signification. Exemple : Quel âge avez-vous ? — Dix-sept... Non... Voyons... janvier, février, offrent trente ans, et dix trente-cinq ans... Ça fait quinze et dix; et dix. — Vous avez donc trente-cinq ans? — Trente degrés et puis cinq degrés, ajoutez. — Ça fait, en effet, trente-cinq degrés. Voulez-vous dire que vous avez trente-cinq ans ? — Je dois aller plus que ça, Je dois aller à cinquante-sept, cinquante-huit. Je sais que ça me donne trente-cinq, trente-sept. — Voyons, réfléchissez : quel âge avez-vous ? — Je ne peux pas le dire ; ça fait trente-cinquante, cinquante-quatre, cinquante, cinquante-cinq... Non... Je fais toujours mal (2). »

OBS. III, p. 353. « Rob... parle beaucoup, avec une grande volubilité, et il accompagne ses paroles d'une mimique des plus expressives. Il comprend parfaitement tout ce qu'on lui dit en français ou en patois. Il articule très bien les mots qu'il prononce. Malheureusement ces mots sont, le plus souvent, inappropriés ou inintelligibles. Il se rend compte qu'on ne le comprend pas, et, au lieu de s'en irriter, il cherche par ses gestes ou par des artifices variés à faire savoir sa pensée. Ainsi, pour nous demander un bain sulfureux, il nous dit qu'il désire un *quiffle cholidas*. Nous ne le comprenons pas. Alors il nous demande de l'eau *qui sent*; et comme nous ne le comprenons pas encore, il fait le geste de se laver la figure et le corps dans un bain. — C'est un bain que vous désirez ? — Oui, oui, c'est cela, dit-il, avec une vive satisfaction. Nous faisons marquer un bain simple; il proteste et réclame en se bouchant le nez, de l'eau qui sent, jusqu'à ce que nous ayons enfin compris son désir. Nous le prions de nous raconter comment il a été blessé en 1870. Il enfile les uns

(1) Pitres, ouvrage cité.
(2) Ce malade avait 65 ans.

à la suite des autres une foule de mots incohérents auxquels il serait impossible de rien comprendre, si ses gestes et l'expression de sa physionomie n'aidaient à en saisir la signification. « Il y avait, dit-il, des bêtes qui faisaient fs fs, qui étaient grosses comme ça (et il montre le bout de son petit doigt), puis d'autres, des grosses qui faisaient pouff-boum et qui paffraient tout. — Et moi et mon capifré et les châteaux et les hommes nous étions tous paffrés. » Ce qui veut dire que les balles sifflaient, que les obus éclataient, et que son colonel, lui, leurs chevaux et les hommes de l'escorte, furent tous renversés.

Dans ces observations, les altérations semblent bien siéger entre le centre idéo-excitateur et le centre de Broca. Les malades ont conscience de leur état, seulement *après* avoir parlé. Si l'on attire leur attention sur l'impropriété d'un terme (ainsi dans le cas du malade qui, pour un bain, demande *quiffie cholidas*), ils cherchent des images motrices qui correspondent bien à l'idée à émettre et ne les trouvent souvent que par les parties restées saines on a au prix d'une recherche qui se traduit par une périphrase. Si, au contraire, on n'interrompt pas le malade, il parle aisément, avec volubilité même et, *au moins dans la conversation spontanée*, avec un usage restreint d'*équivalents idéaux*, c'est-à-dire de mots ayant la même signification que ceux qu'il devrait prononcer ou même d'*équivalents phonétiques*, c'est-à-dire de mots qui leur sont phonétiquement semblables. Si, dans la conversation spontanée, certains mots ressemblent par leur tournure générale ou par leur première syllabe au mot propre (ex.: contat pour couteau, cassé pour canon, obs. III) on pourrait peut-être en induire que la mise en action des centres organo-moteurs résulte normalement d'excitations des centres psychiques, un peu différentes d'intensité de forme, selon la nature de l'idée, du mot à exprimer et que l'intensité de l'énergie motrice, la forme de l'énergie motrice ainsi déterminée peut, par suite, comporter selon les mots certaines variations d'ailleurs peu considérables ; il serait alors explicable qu'à un degré donné de l'énergie motrice de COM correspondît parfois le réveil, plus ou moins défectueux, de l'image motrice de CB, qui lui était généralement associée avant la maladie, tout au moins le réveil des parties de cette image qui répondaient les premières à la mise en jeu de COM, c'est-à-dire des premières syllabes.

Pour une raison analogue et qui produit des effets dissemblables, un degré appréciable d'embolophasie ou empoisonnement par le mot n'est pas rare chez ces malades. Les parties du discours qui, à l'état de santé, seraient composées de mots ayant des ressemblances phonétiques (ex. : le planton de la porte du palais) sont exprimées par l'action d'une activité motrice d'intensité uniforme qui s'accompagne d'images motrices semblables. On peut aussi admettre que l'éveil de certaines images motrices détermine le *déclenchement* de tout un groupe d'images semblables et que ce fait tend à se produire à l'état normal et qu'il se produirait sans l'intervention régulatrice du centre de mémoire (centre de Broca) (1). Il est également logique de penser que les associations sont ou deviennent plus faciles (de par la structure et l'état de COM et de CB et des fibres

(1) Notons qu'à l'état normal, par suite d'un peu de fatigue ou de distraction, ou lorsque la pensée va beaucoup plus vite que l'expression, un phénomène semblable peut se produire. On dira : chapeau pour chapitre, baraque pour bateau ; c'est qu'il y a eu rupture momentanée dans le mécanisme idéo-phonateur ; les centres moteurs ont vibré selon l'impulsion donnée, mais comme les centres psychiques ont négligé de surveiller jusqu'au bout la mise en jeu du centre de mémoire verbale, de présider complètement à l'opération, parce qu'une autre idée a surgi, cette opération s'est achevée vicieusement et vraisemblablement selon le mode que les habitudes antérieures ont rendu le plus facile.

qui unissent ces deux centres), entre les mouvements moteurs et certaines associations qu'entre ces mouvements et certaines autres. Ainsi se produit l'embolophasie (tout au moins des déclenchements de signes verbaux assez semblables), dont Pitres fait remarquer particulièrement deux exemples. L'un de ces malades était intoxiqué par le mot Paffré (1). (Le paffré de paffrèche et la caffrèche, etc.); c'est précisément le malade que nous avons cité, Rob... qui parlait avec volubilité, racontait à sa façon l'histoire d'une blessure reçue en 1870 et demandait pour un bain sulfureux : quiffie cholidas. Du second malade, une femme intoxiquée par le mot marmiré (elle disait : je marrais de marmiré et quand je marrais, natron, je marmirais..., etc.), Pitres nous dit :

La malade, Marie Duc..., est toujours d'une loquacité excessive. Aussitôt qu'on s'est approché d'elle et qu'on lui a posé une ou deux questions, elle parle avec une volubilité surprenante. Sa parole est très bien articulée. Les mots sont prononcés rapidement mais distinctement. La phonation est évidemment intacte... Si on la laisse aller, elle n'en finit plus. C'est un moulin à paroles intarissable, un écoulement à jet continu de propos désordonnés, enfilés sans rime ni raison les uns à la suite des autres. Elle ne semble d'ailleurs pas s'apercevoir qu'on ne la comprend pas. Elle poursuit son verbiage comme si elle se parlait à elle-même, sans se soucier de ses interlocuteurs. Voici la reproduction d'un de ces longs discours, ou pour mieux dire d'une partie d'un de ses interminables monologues : A quinze ans mon père dit, pardon... je n'en sais rien... Vingt-cinq francs, plus trente, que ma petite fillette... Gaston qui m'assure, bon fou... Alors, enfant... Toutes petites fillettes et qui rentrent dans ma partie... j'ai été fini... enfant. Alors à quinze ans quand on a action de toile... Lui qui avait vingt...

(1) A citer la façon dont ce malade lisait, au cours d'une lecture qu'il faisait d'ailleurs de façon tout à fait inexacte, les mots : *le principal objet de la préoccupation de l'assemblée ; le fusch le fluch flache, fil enfriche du friche*, etc.

cinq ans... ce qui... petit gamin... enfant... Quand il a ou cossaqui avec l'autre il dit à joque ce quara quand de ci de lui... Emplaisant de cintagrant... J'avais affecté à tecté du marméquin... Qu'il était entéveur, enserreur, meseur de lui spitèye, spalise, trop pire maron que son père à qui ce soit fini... etc.

Un matin, à la question : Comment vous trouvez-vous aujourd'hui? Elle répond : « Depuis trois jours que ça, c'est très drôle... c'est sûr de moi-même... tout d'un coup je suis marmiré, je marrais me dit ce n'est rien, etc. »

Naturellement, en de semblables cas, le centre de mémoire motrice étant intact, ainsi que la voie qui unit ce centre aux centres organo-moteurs, il pourra se faire que la lecture ou la répétition de mots, effectués d'une façon machinale soit, chez certains malades, possible ; la *dyslexie* (lecture vicieuse) ou la *dyséchophémie* (répétition vicieuse de mots entendus) peuvent ou n'exister pas ou n'exister qu'à un degré moindre que la *dysphémie* (paraphémie) dans le langage spontané. C'est une preuve évidente de l'intégrité (totale ou relative selon le cas), de la partie de l'appareil phonateur : CB — COM — fibres d'union entre CB et COM.

La malade, dont nous venons de parler, pouvait lire. Pitres nous dit : « La lecture à haute voix est conservée. La malade lit sans fautes ou presque sans fautes les mots simples ou les phrases compliquées, imprimés ou écrits à la main. Elle lit avec une intonation monotone, lente, comme un enfant qui ne sait pas encore lire très couramment et qui, sans être obligé d'épeler, n'est pas encore bien sûr de soi. Quand elle est fatiguée par des exercices trop prolongés, elle commet, dans la lecture à haute voix quelques erreurs d'articulation... (ex.: Musée de Masili pour Musée des Familles), mais ces fautes-là se sont produites très rarement... »

D'après l'observation dont je ne puis citer toutes

les parties, la malade ne comprend pas ce qu'elle
lit et ceci confirme encore notre théorie. Il est
même fort probable que si elle comprenait, le
travail machinal qui permet la lecture *courrait
risque* (1) d'être interrompu et la dyslexie repa-
raîtrait aussitôt.

Chez Bon..., le premier des malades dont j'ai
cité l'observation, la lecture était encore plus défectueuse que la conversation; par contre, les
relations entre le centre de Broca et les centres
auditifs étaient conservées. « Le malade, dit Pitres,
peut répéter correctement tous les mots qu'on le
prie de répéter, même ceux qui présentent quelques difficultés d'articulation, comme *irrévéren-
cieusement* ou *inconstitutionnellement*. Il répète, également très bien, de courtes phrases
qu'on prononce avant lui, pourvu que ces phrases
n'aient pas plus de cinq à six mots ».

Il semble donc bien que les lésions dont étaient
atteints ces malades, soient explicables par l'inter-
prétation du schéma S ; les altérations ont lieu
entre les centres psychiques et le centre de Broca, ce
dernier est certainement intact, et l'on a la preuve
que ses relations avec COM sont conservées quand
la lecture vocale (2) ou la répétition est possible;
par contre, il ne doit pas être rare de constater, chez
certains malades atteints de cette forme de para-
phasie, de l'excitation cérébrale ou des troubles cérébraux, puisque l'affection intéresse des fibres en
relations étroites avec les centres psychiques ; ceci
paraît douteux en ce qui concerne Rob... (accès de
tristesse profonde), le deuxième malade cité; et
tout à fait évident en ce qui concerne la troisième,

(1) Je dis « courrait risque », car il ne semble pas fatal
que l'intervention de l'intelligence consciente empêche ab-
solument une pareille opération effectuée machinalement.

(2) Je dis *lecture vocale* pour éviter la confusion avec
lecture mentale.

Duc...., qui finit démente; ce fut également le
sort de Mour..., autre malade de Pitres, et dont
l'observation paraît offrir les mêmes caractéris-
tiques (1). Par contre, Bon..., le premier malade
cité, paraissait d'esprit très sain (2).

DEUXIÈME CAS. — *Paraphémie périphérique ou
organo-mnémonique.*

Les altérations (a') siègent entre le centre organo-moteur et le centre de Broca.

Chez certains paraphémiques, il semble que la
dissociation du langage s'opère entre les centres
de mémoire motrice et les centres moteurs phonateurs. Il en résulte que l'idéation, le sujet fut-il
moteur, est tout à fait intacte, et qu'il peut même
n'y avoir ni perte, ni altération des images motrices, tout au moins ne semble-t-il y avoir viciations de structure, de disposition ou de fonctionnement de fibres de l'organe de la mémoire motrice que
du côté des organes moteurs de la phonation COM.
Aussi, au moment même où il parle, le paraphé-
mique s'aperçoit que le souvenir verbal moteur,
qui correspond à l'idée à émettre et qui est à ce
moment prépondérant dans le champ de l'idéation
consciente, ne s'adapte plus au mouvement que
tendent à effectuer les centres moteurs. Alors que

(1) Voici ce qu'en dit Pitres : « Pendant tout le temps
que nous restons auprès d'elle, elle parle avec une volubilité
remarquable, enfilant les unes à la suite des autres des paroles désordonnées, mêlant des mots patois à des phrases
françaises, émettant continuellement des sons articulés dont
il est très difficile, sinon impossible, de saisir le sens... Elle
comprend très bien tout ce qu'on lui dit et paraît aussi comprendre ce qu'elle voudrait dire. Elle s'aperçoit qu'on ne la
comprend pas et s'en lamente... elle ne sait ni lire ni écrire,
la répétition des mots entendus est défectueuse. »

(2) Pitres signale toutefois, au sujet de l'état mental de
ce malade, qu'il était inquiet et irascible. (V. p. 531.)

dans le premier genre de paraphasies il y a ab-
sence, au moment de l'émission des mots, d'images
motrices, il peut y avoir, dans ce second cas, sensations motrices des mouvements à faire, mais
aussi sensation que ces mouvements sont mal
faits, inachevés, ou vicieusement terminés.

La mise en action du centre de Broca est perçue
par la conscience (puisque la voie CB-CI-E est
intacte (V. schéma S') comme à l'état normal,
mais aussi sont per-
çues les irrégulari-
tés, les obstacles à la
phase de l'acte céré-
bro-phonateur qui
consiste en l'adapta-
tion du mot au mou-
vement. Contraire-
ment aux malades de
la première catégo-
rie, ceux-ci ne sont
donc pas des ba-
vards, ni des loqua-
ces, mais bien des impatients qui s'irritent de ne
pas trouver le mot qu'ils pensent et qu'ils ne
peuvent prononcer, des chercheurs qui font tous
leurs efforts pour tâcher d'arriver à opérer l'asso-
ciation rompue entre les souvenirs de deux syllabes, ou entre celui d'un mot et des organes
moteurs qui servent à le prononcer.

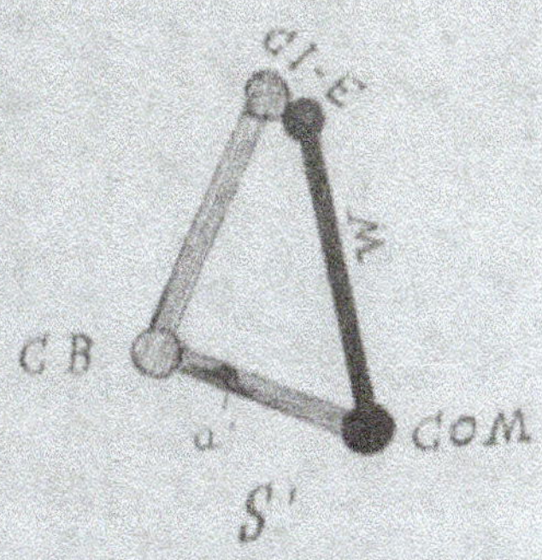

Alors que dans le premier cas, l'organe des
souvenirs endo-sensitifs (centre de Broca) était
intact, mais sans relations avec CI-E, et que, par
conséquent, les mouvements dus à l'excitation des
centres moteurs étaient effectués sans choix ni
discernement, dans le second cas, au contraire, il
y a trouble dans les associations entre les images
motrices, peut-être affaiblissement de certaines
d'entre elles, ou encore altérations dans les trajets

qui relient le centre de Broca aux centres organo-
moteurs.

Aussi, chez les premiers malades, y a-t-il émission d'un langage inadéquat *généralement*, c'est-
à-dire que les altérations portent sur la généralité
du langage ; les mots sont dits à la suite les uns
des autres sans que le sens les relie, mais sans
hésitation, comme si le malade parlait une langue
étrangère ; chez les autres paraphémiques, au
contraire, il y a des *trous* ou des *séries de trous*,
que le malade ne parvient à combler que par des
tâtonnements successifs, et souvent par l'emploi
d'équivalents phonétiques de moins en moins im-
parfaits. Il faut que le sujet, au prix d'un effort
presque douloureux, et après de nombreux essais,
opère la réadaptation du souvenir au mouvement,
et il est permis de penser qu'il n'y arrive parfois
qu'en restreignant de plus en plus le champ de
ses investigations, en sorte qu'il finit, dans bien
des circonstances, par *tomber juste*.

Souvent (il s'agit de Hard..., obs. VI de Pitres), il
est embarrassé et n'arrive à prononcer le mot qui con-
vient qu'après une série de tâtonnements. Ainsi nous
lui montrons une *plume* ; il la regarde, réfléchit un
instant, dit timidement : *Prum, prume* ; puis, tout à
coup, d'un air triomphant, il s'écrie : *Plume...
voile... c'est ça*. Pour un *crayon*, il dit d'abord un
caron, puis un *cazon*, enfin, un *crayon*. Pour un *mouchoir*, un *muchoir*, et après un moment de réflexion :
un *mouchoir*. Mais il n'est pas toujours aussi heu-
reux et, dans un bon nombre de cas, il ne peut pas
arriver à prononcer le mot qu'il cherche. Ainsi nous
lui montrons une *bouteille*. Il l'examine, la prend
entre ses mains, réfléchit longtemps et finit par dire
timidement : c'est du *vin* ; puis, comprenant qu'il se
trompe, il s'écrie en colère : *C'est épatant ça, je ne
pourrai pas le dire : un litre*. Et comme on lui fait
remarquer que ce n'est pas un litre, qu'un litre est
plus grand, il ajoute : *Je le sais bien, bon Dieu !...
C'est épatant je ne pourrai pas le dire*. Pour le

tirer d'embarras on lui souffle : *C'est une bouteille*, et il répète : *Oui, c'est ça, c'est une bouteille…*

Les lettres isolées sont bien répétées. Il en est de même des syllabes simples et des mots monosyllabiques : Pain, nez, dent. Mais la répétition des mots composés de deux ou d'un plus grand nombre de syllabes est, ou très difficile, ou complétement impossible. Invité à répéter le mot *plante*, il dit, tout d'abord : *Pante*; puis, comprenant qu'il s'est trompé, il ajoute : *Allons bon! peux pas; c'est épatant… N. d. D., plante, voilà.* On lui demande de répéter *anneau*; il dit *noa*, cherche un moment, puis tout à coup s'écrie : *Anneau. C'est épatant, tout de même.* Pour le mot *encrier*, il hésite, cherche, et finit par y renoncer. On le prie de répéter le mot *rhumatisme* : *C'est trop ça, dit-il, je peux pas, je sais bien ce que c'est* (il montre alors ses genoux et fait le geste de les frictionner), *mais je peux pas le dire, c'est épatant, je peux pas.* De même pour les mots *température, pleurésie, amnésie*, etc. Mais on peut lui faire répéter tous ces mots en les décomposant en leurs syllabes constitutives : *Rhu… ma… tis… me*, etc.

A plus forte raison ne peut-il pas répéter les phrases composées de plusieurs mots, même quand ces phrases sont très simples et d'un usage courant comme, par exemple : *Comment allez-vous? Je vous remercie. Le temps est beau.*

Nous avons vu exactement le phénomène contraire chez Bon… (malade de la première catégorie).

Hard… fait non seulement emploi d'équivalents phonétiques, mais encore d'équivalents idéaux : Voile, pour plume; litre, vin, pour bouteille; il dira Rochefort pour Toulon.

Hard…, dit Pitres, parle d'une voix assurée, bien timbrée, bien articulée; mais il emploie très souvent un mot pour un autre ou ne peut arriver à prononcer certains des mots qui seraient nécessaires pour exprimer ses pensées. Quand il prononce un mot pour un autre, il s'aperçoit généralement de son erreur, s'arrête, cherche le mot propre, s'irrite s'il ne le trouve pas,

et manifeste ordinairement son dépit en disant : *C'est
épatant que je ne puisse pas le dire... je le sais
pourtant... N. d. D. Je ne pourrai pas le dire... c'est
inutile... je ne peux pas...*

Il raconte ainsi son départ au Tonkin : *En soixante-
trois... quatre-vingt trois... de... le quatorze mars,
à Toulon... non pas... à Rochefort... alors six
mois, six jours... six. Ah ! bon (signe d'énervement)
que ouf... c'est épatant) un mois et demi... je suis
parti de là de Rochefort pour Toulon... à Toulon
j'ai six mois... je suis parti de là sur un bateau
l'Aveyron... De là... allons bon, je ne pourrai pas
le dire... c'est épatant... de là au Tonkin.* La difficulté d'émettre certains sons n'est pas permanente.
Elle varie d'un jour à l'autre et même d'un instant à
l'autre. Nous prions, un matin, le malade de nous
dire la date de sa naissance ; il répond, sans hésitation : *Le vingt-deux avril dix huit cent soixante-
deux.* Quelques instants plus tard, nous le prions de
nous rappeler cette même date ; il cherche, fait des
efforts inutiles et finit par nous dire : *C'est épatant,
maintenant je ne peux pas y arriver.*

Dur..., autre malade de Pitres, est atteint,
comme Hard..., de paraphémie consécutive à une
hémiplégie droite (1), me semble offrir bien des
points de ressemblance avec Hard... :

La prononciation est souvent distincte ; cependant
l'articulation est loin d'être aussi facile, aussi coulante
qu'autrefois. De temps en temps, *Dur...* a une sorte
de trébuchement syllabique, de faux bégaiement ac-
compagné de la répétition d'une ou de plusieurs syllabes.
Ce phénomène ne se reproduit pas très souvent et, par
là même, il n'apporterait qu'une difficulté insigni-
fiante à l'exercice de la parole. Mais il y a, en outre,
des phénomènes paraphasiques très accentués.

Dans la conversation courante, il arrive généralement à faire comprendre ses pensées, mais ses
phrases sont émaillées de mots difformes, souvent

(1) Chez les deux malades de ce groupe, il y avait eu
hémiplégie droite ; aucun des malades du premier groupe
n'avait eu d'hémiplégie.

incompréhensibles. On lui demande sa profession (ouvrier de chai). *Je travaillais*, dit-il, *dans un soldat*, *puis se reprenant* : *Non, dans un sac, dans un chac...* enfin il dit : *Dans un chai*. Il a donc conscience des imperfections de son langage. Parfois, il ne peut arriver à exprimer ce qu'il pense, et alors il s'impatiente et dit avec un mouvement de colère : *Je le sais, mais je peux pas le dire...*

Pour couteau, il dit : *Etrieu, poteau, premier, couteau* ; pour *cerise* : *ceridelle* ; pour *table* : *cadre, cable, coabre*.

Il est évident que ces malades sont bien plus près des aphémiques véritables que les malades de la première catégorie ; ceci dit sans préjuger d'ailleurs en rien de la gravité des deux genres d'affections. Si nous admettons le schéma S', et si nous supposons une interruption *complète* de communication entre COM et CB, au lieu de viciations ou interruptions incomplètes, nous aurons tracé le schéma d'une paraphémie dont, au point de vue clinique, les symptômes seront ceux d'une *aphémie, mais d'une aphémie dans laquelle il y aurait conservation mentale des images motrices d'articulation*. Le malade parlera mentalement sa pensée mais ne pourra l'exprimer, puisque les centres organo-moteurs ne trouveront plus aucun souvenir des images motrices. Ce sera l'*aphémie phonatrice (véritable paraphémie)*, qui supposerait la conservation du centre de Broca, différente de l'*aphémie mnémonique (aphémie pure)*, dans laquelle le centre de Broca serait détruit, et par suite de laquelle le malade ne pourrait plus penser, sous leur forme motrice, les mots de ses pensées. Les symptômes seraient les mêmes, à cela près que, dans le premier cas, le malade pourrait encore parler mentalement... et ceci est bien difficile à apprécier.

Nous pouvons aller plus loin encore et nous demander si le pied de la troisième frontale gauche, ou centre de Broca, est bien le centre de la mémoire motrice verbale ou simplement un lieu de passage entre les centres organo-moteurs et le vrai centre de la mémoire motrice verbale, puisque la destruction complète d'un point de semblable trajet doit produire les symptômes de l'aphémie; si, par conséquent, nous n'ignorons pas le siège anatomique de l'organe de Broca, hypothèse réfutable, si l'on admet que les relations du centre de mémoire motrice verbale avec les centres de mémoire verbale auditive et visuelle, relations qui permettent la lecture et la *répétition machinale* des mots dans certains cas de paraphémie du premier type (schéma S), s'effectuent au moyen de fibres qui aboutissent au pied de la troisième frontale.

Mais, je crois qu'il existe une aphémie avec conservation mentale des images motrices, telle que l'expliquerait le schéma S', en supposant complète l'interruption figurée en a'. *Cette aphémie serait en réalité une paraphémie complète du second type (schéma S').*

Il paraît bien certain aussi qu'il existe des aphémies ou paraphémies dues à une dissociation même de l'organe de Broca (a''), dissociation en vertu de laquelle les éléments d'une image motrice verbale composée ne sont plus reliés ensemble comme à l'état normal, peut-être à cause de la faiblesse pathologique de certains de ces éléments, Si je figure par S'' le schéma d'une semblable affection, on voit que les troubles de la parole,

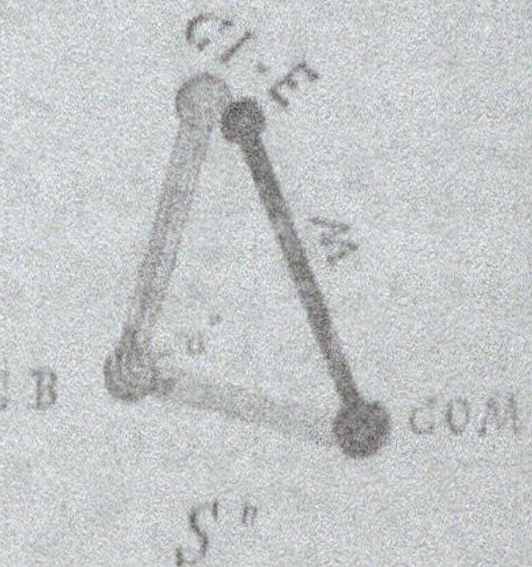

observés chez les paraphémiques de la deuxième
catégorie, peuvent s'expliquer par ce nouveau
schéma aussi bien que par le précédent S' ; mais,
dans le dernier cas (schéma S''), aux altérations du
langage correspondront des altérations des images
motrices mentales, tandis que dans l'hypothèse
précédente (schéma S'), le langage intérieur, même
si le sujet est verbo-moteur, pourra être intégra-
lement conservé.

Hard..., le malade de Pitres, peut mentalement
avoir la représentation visuelle des mots écrits,
mais il n'est pas verbo-visuel. Ceci ressort de
l'observation de Pitres (p. 459). Il déclare qu'à la
suite de l'une et de l'autre de ses attaques hémi-
plégiques, il sut toujours ce qu'il voulait dire,
« mais, dit Pitres (p. 455), il ne pouvait l'exprimer
verbalement ». Tout son vocabulaire était réduit à
quelques jurons ou mots grossiers.

Faite sur lui, l'expérience de Proust-Lichteim
est positive :

« Quand Hard..., ne peut pas prononcer le nom des
objets usuels qu'on lui présente, il a cependant, la
plupart du temps, la notion précise du mot correspondant au nom de ces objets. Et quand il s'écrie avec
dépit : « C'est épatant, je le sais et je ne peux pas le
dire » ; il est dans le vrai. La preuve en est donnée
par l'expérience de Proust-Lichteim. Dans divers exa-
mens, où le malade ne pouvait pas exprimer le nom
d'objets à lui connus, comme un traversin, une ca-
pote, un bouton, des allumettes, nous l'avons prié de
nous dire au moins combien il y avait de syllabes dans
les mots correspondants respectivement à ces objets,
et il l'a fait très rapidement, sans commettre aucune
erreur. »

Si Hard... n'est pas verbo-auditif, c'est que, mal-
gré la paraphémie dont il est atteint, il a conservé
ses images motrices mentales.

Toutes ces distinctions ont leur importance ;
une application d'une valeur considérable des

données précédemment exposées, est la suivante :

Chez les malades de la première catégorie, nous avons supposé le centre de Broca intact, mais privé de communication avec les centres psychiques.

Or, comme le centre de Broca est intact, il pourra se faire que la lecture machinale, ou la répétition des mots entendus, sera, chez certains malades, possible. Nous l'avons constaté. Duc... pouvait lire ; Bon... répétait tous les mots prononcés devant lui et même des phrases de cinq à six mots.

Quand, chez les malades de cette catégorie, les images du centre visuel verbal, au contraire, ne parviennent pas à éveiller les images motrices verbales correspondantes pour permettre la lecture, il y a de la paralexie ou dyslexie, mais une paralexie ou dyslexie de forme spéciale ; la lecture sera, comme la parole, inexacte *généralement*, c'est-à-dire que les mots seront traduits par des mots tout à fait différents de ceux qui conviendraient :

Pour : « *lirez votre montre* », Bon... lit : « *La nosteron non votes vote monté monté vostre verbe non, voyons, rompre*; » et pour : « *Quelle heure est-il ?* » il lit : « *As-tu peste prête verte. Allez me chercher une chaise. Elle me cani cabia* ».

Rob... pour lire : « Depuis la réouverture de la session », lit : « Defreche la rundolphe de la russotis ».

Chez les malades de la *deuxième catégorie*, au contraire, la lecture ou la répétition de mots entendus ne seront jamais possibles qu'avec des *troubles correspondants à la dysphémie de la parole spontanée ou provoquée*, puisque chez

– 29 –

ces malades les altérations siègent ou dans le centre de Broca, ou entre le centre de Broca et les centres organo-moteurs. Dur... ne pouvait pas répéter les mots, Hard... ne répétait que les monosyllabes.

Chez ces deux malades, la lecture, comme le montrent les exemples suivants, n'était pas altérée *généralement*, mais renfermait seulement des erreurs ou des défaillances :

Dur... :

Au lieu de :	*Il lit :*
Acte de courage.	Dacte de courage.
Hier, M. Jules Bonin, employé chez MM. Momineau frères, constructeurs de yachts à Lormont, a arrêté un cheval emballé conduit par deux dames. Ce courageux citoyen n'en est pas, du reste, à son premier acte de courage.	Hier monsouilleux sole sole Monin employé chez Monsieur Moneau frère soustructeur, constructeur de yachts à Lormont Lormont a été un cheval a raté un cheval rembaré construit par deux dames. Ce courageux cociyen non est pas du reste à son acte de courage.
Faculté de médecine de Bordeaux.	La pureté de mejenesine de Bordeaux.
Consultation réservée aux indigents.	O consultat prature aux indigerts.
Hard... : Un enfant de huit ans, René Teissier, a été renversé mercredi après-midi, cours Saint-Jean, par un attelage dont le conducteur a réussi à prendre la fuite, malgré une poursuite acharnée des passants. Le jeune Teissier a eu la jambe droite brisée.	Un jeune homme de dix ans René Teissier... a été (ah! ça commence! je ne peux plus) renversé... mercredi... ave de midi... cours Saint-Jean... par un... attelage... dont le conducteur a... réussi à prendre la fuite dans une poursuite achar... (ah bon! quel travail!) acharnée des passants. Le jeune Teissier... las... jamb... (ah bon!) a eu la jambe droite brou, brou (allons!) brou... broussée... brisée... (c'est épatant!).

Dans le premier cas (Bon..., Rob...), répétition des mots ou lecture machinale parfois possibles et convenablement effectuées; si dyslexie : lecture inadéquate généralement.

Dans le second cas (Dur..., Hard...), répétition ou lecture altérées (dyséchophémie, dyslexie), mais dont les altérations sont de même nature que celles de la parole habituelle (dysphémie).

Notons que, chez Hard..., la vue du mot écrit, ou l'audition du mot soufflé à l'oreille, semblait parfois faciliter le travail de recherches par tâtonnements du mot juste.

S'il est permis, après la lecture des quelques observations, admirablement notées par Pitres et par ses élèves (1), de tirer des conclusions générales, qui n'engagent d'ailleurs en rien l'opinion de ce professeur, et résultent de l'exposé des opinions personnelles que j'ai émises au cours de cet article, je résumerai ainsi qu'il suit les différences qui permettent, je crois, de diviser en deux classes les paraphémies, de ranger chaque cas dans l'une ou dans l'autre, selon que le centre de mémoire endo-sensitive de Broca est intact, mais hors de relations avec les centres psychiques, ou bien que ce centre, resté en relations plus ou moins normales avec les centres psychiques, ne fournit plus aux centres organo-moteurs les images motrices adéquates aux mouvements phonateurs à effectuer (2).

<hr>

(1) MM. Lamarcq, Portes, Venot, Cruchet, Carrière, Abadie.

(2) La paraphémie de l'une ou de l'autre forme s'accompagne généralement de troubles paragraphiques dont l'analyse méritera d'ailleurs une discussion, et qui reconnaissent pour causes des altérations du centre de mémoire motrice graphique ou des trajets qui unissent ce centre au centre de Broca ou aux centres psychiques. Quand la faculté de copier et de transcrire les textes en écriture cursive subsiste, il faut conclure que le centre lui-même n'est pas atteint et que les altérations siègent dans les voies de communication.

Paraphémies idéo-mnémoniques.	*Paraphémies mnémoniques ou organo-mnémoniques (1).*
Méconnaissanse par le sujet, au moment où il parle, de l'impropriété de son langage. Le malade n'est renseigné que par l'entourage, par l'observation de l'entourage (ou par auto-audition?).	Connaissance par le sujet, au moment où il parle, de l'impropriété de certains termes ou de l'impossibilité de trouver le mot exact. Recherche, impatience, colère.
Loquacité fréquente. Bavardage.	Pas de loquacité.
Langage défectueux généralement (c'est-à-dire dans sa généralité).	Langage rendu défectueux par l'emploi fréquent de mots peu exacts; recherche constante et souvent infructueuse du mot propre.
Lecture machinale souvent possible; si impossible, lecture vicieuse (dyslexie) généralement. Répétition des mots entendus souvent possible, parfois possibilité de la répétition de phrases courtes.	Lecture ou répétition des mots présentant des troubles de même nature que ceux du langage spontané ou provoqué.
Emploi rare d'équivalents idéaux ou même phonétiques.	Emploi constant d'équivalents phonétiques dont l'élimination successive permet souvent par tâtonnements la découverte du mot juste.
Embolophasie ou tout au moins déclenchements verbaux fréquents.	
Souvent excitation cérébrale, troubles mentaux.	

1) En cas de lésions complètes, mêmes symptômes que ceux de l'aphémie. (V. p. 25.)

Il est fort probable qu'il existe aussi des lésions disséminées de l'organe de Broca, susceptibles d'occasionner des paraphémies à symptômes complexes, avec ou sans prédominance des symptômes de l'un ou de l'autre groupe, les uns ou les autres plus ou moins apparents ou décelables selon le genre de l'acte phonétique imposé au malade, ou exécuté spontanément par lui.

Notons encore que l'on peut appliquer à la *paracécité* et à la *parasurdité verbales* ce que nous avons dit de la *paraphémie*. Les yeux et les oreilles peuvent continuer à voir et à entendre, les fibres sensitives qui joignent les organes des sens aux centres psychiques peuvent être intacts, *il n'y a ni dysopsie ni dysacousie*, mais le cerveau, qui les perçoit, *ne reconnaît plus* les mots lus ou entendus, parce qu'il y a lésion du centre de mémoire visuelle ou auditive (cécité, surdité verbale) ou simplement parce que le centre de mémoire verbale visuelle ou auditive se trouve isolé des centres psychiques (*paracécité, parasurdité verbale du premier type*) ou de l'organe du sens qui lui correspond (*paracécité, parasurdité verbale du second type*). Aussi l'on remarque parfois que le malade a conservé la possibilité d'effectuer certaines opérations, faits qui ont vivement étonné les premiers observateurs, et dont chacun peut être expliqué par le genre et par le siège des altérations.

(*Janvier 1903.*)

Paris. — Imp. G. Martin, rue de Rennes, 71.